COSAS QUE EL ABUELO HACÍA EN SECRETO PARA MEJORAR SU SALUD

2

'Tips' de salud natural, dieta y bienestar

Tomo II

DINO ALREICH

Título original: Cosas que el abuelo hacia en secreto para mejorar su salud (Tomo II)

Editor: Dino Alreich

Sobre el autor

Dino Alreich ha publicado anteriormente las novelas: *"El resurgir de la esvástica"* (Ed. Nowevolution 2010 / Forsa Editores 2011), *"Nazis: Más allá del 2012"* (Ed. Corona Borealis 2011), *"Mayas: el ciclo desconocido"* (Ed. Corona Borealis 2012), *"Por amor al llamado"* (2013), y *"El ángel, la luna y la paloma"* (2013); donde sigue la misma temática sobre conciencia en los problemas del mundo actual. También ha publicado los siguientes ensayos: *"Lluvia de amor para el alma sedienta"*, *"Después de deshecha mi piel: Lágrimas de una guerra espiritual"*, *"Edificando mi casa sobre la roca"*, *"El misterio del reino de los cielos revelado (Tomo I y II)*, *"Conspiración Watchtower"*, *"Secretos y confesiones (Tomo I, II, III)"*, y *"Yo vi a Dios escribir en el cielo un enigma sobre Apocalipsis"* (2013).

Prólogo

Querido Amigo y lector:

El libro que está a punto de leer, al igual que el primer tomo de esta muy especial serie, nos brinda una oportunidad para poder lograr mejorar nuestro estilo de vida. Todo comenzó como una necesidad e inquietud personal de ir adquiriendo conocimientos sobre los regalos que el Creador ha puesto a nuestro favor en la naturaleza y así poder poner en práctica todas esas cosas que resultarán en gran beneficio para nuestro espíritu, alma y cuerpo. Al igual que en primer tomo, contamos con los consejos sabios del abuelo, quien nos llevará por el camino de la sabiduría conforme a su experiencia de vida. En el **primer tomo,** el abuelo nos habló de la importancia de la fe en la vida del hombre, nos habló del poder del amor en nuestros corazones, nos enseñó cuales son los valores que nos forman como personas, y nos dio algunos 'tips' para comer saludable y lograr una excelente dieta, tales como: *El açaí, el aguacate, el ajo, el aloe vera (Sávila), el arándalo (Cranberry), la avena, la batata, la vitamina B12, el brócoli, la calabaza, la canela, clavos de olor, la equinácea, los factores de transferencia, la guanábana, el ginseng, el goji, la granada, la maqui berry, la miel, el orégano, la papa, la papaya, la toronja y la zanahoria.* Este **segundo tomo**, el abuelo sigue esa misma línea de bienestar y nos muestra otros secretos de la naturaleza. Creo firmemente que el abuelo tiene mucho que aportar, sus largos años no pueden ser reducidos a simples páginas. Creo que si pudiera escribir en libros todos sus consejos, jamás cabrían en una enorme biblioteca la magnitud de sus enseñanzas. Sin embargo, hay un lugar en el cual sí es posible retenerlas todas. Ese lugar es el corazón humano. Si tienes un corazón dispuestos a hacer el bien, es posible que puedas guardar todas estas enseñanzas y podrás transmitirlas a tu generación. Te aseguro que no será cualquier generación, sino una llena de cosas positivas ya agradables tanto para su persona como para sus semejantes. Esa es la meta de esta serie.

Dedicatoria

Dedico este libro a todo aquel que busca la manera de tener una vida de calidad. A todos aquellos que están dispuestos a modificar su estilo de vida con tal de alcanzar la salud plena. A todos, salud.

Agradecimientos

Agradezco primero a Dios por su ayuda e inspiración. Agradezco a mi familia por permitirme el tiempo para poder escribir estas letras. Gracias.

Índice

El propósito de este libro......................11

Capítulo 1: El poder de la lengua..............13

Capítulo 2: El poder de la risa.................20

- El doctor de la risa.........................22
- ¿Puede la risa servir de medicina para el cuerpo, la mente y el espíritu?................23
- Los verdaderos héroes...................24

Capítulo 3 Regalos en la naturaleza............26

- Las cerezas..............................28
- La remolacha............................30
- El limón.................................32
- La espinaca.............................34
- La salvia................................36
- El jengibre..............................39
- Las "blueberrys".........................42
- Las murtillas............................44
- El calafate..............................46
- La pimienta de cayena...................48

- La piña...50

- La cinco puntas (Carambola)...............52

- El aceite de oliva.............................54

- El pescado...................................56

- La cebolla....................................58

- El chocolate oscuro........................60

Capítulo 4 La figura del padre en la familia....63

- La importancia de la figura del padre......64

El propósito de este libro

Este **segundo tomo**, al igual que el primero, tiene como meta ayudar al lector a conseguir la salud integral. Creemos que el hombre, al ser un ser tripartito, solo logrará salud y felicidad plena si considera y trabaja cada una de esas áreas de su vida y les suple lo que las tres requieren. Como todo, en el mundo hay muchas alternativas, pero no todo es de beneficio para el hombre. Tiene pues el hombre la carga sobre si de poder identificar lo que es para su salud y salvación y llenar su vida de cosas positivas. Como hemos dicho en el pasado, tenemos el reto delante de nosotros de ir contra la corriente del mundo. El mundo se consume en estrés, en enfermedades, en vicios, en estilos de vida nocivos, el afán, el deseo, el ir de un lado a otro buscando toda clase de cosas; literalmente nos consume la vida. Es necesario vivir, pero vivir sabiamente, enfocándonos en lo que realmente importa en la vida, lejos de todo exceso o egoísmo. En este libro procuramos conducirnos por la senda del amor, de la salud, del bienestar y de lo natural, es por esto que esperamos cumplir con nuestra meta de hacer un aporte especial en la vida de nuestros lectores. Un poco de amor no le hace mal a la vida, en cambio traerá un tesoro de cosas buenas, cosas que compartiremos con todos.

"La muerte y la vida están en poder de la lengua, y el que la ama comerá de sus frutos."

—Proverbios 18:21

Capítulo 1

El poder de la lengua

No era raro ver al abuelo leyendo los proverbios en horas de la mañana. Era una costumbre que desde joven había practicado. Un día por curiosidad le pregunte al respecto.

—Abuelo, ¿Qué te motiva tanto para leer cada día ese libro negro? —indagué.

—Ay hijito… —reaccionó al mirarme con una sonrisa entre labios.

—Veo como cada día te apegas a tu Biblia. Para ti tiene un significado muy especial, no se puede negar. —le dije.

—Querido nieto, siempre que te doy un consejo lo hago como si fueras mi propio hijo. Tú, junto con todos mis demás nietecitos son la generación del porvenir, son fuertes, y son aquellos que construirán el mañana. Por muchos años les he brindado apoyo y nunca los he dejado. ¿Sabes por qué? —me dijo.

—¿Porque? —le pregunté.

—Porque es lo que he visto de mi Padre. —me contestó.

Rápidamente comprendí. Mucho más que referirse a mi fenecido bisabuelo, mi abuelo hacía referencia al Padre celestial, al que consideraba el autor y arquitecto de la vida. El abuelo reconocía que todo lo que tenía en la vida jamás pudo ser obtenido por mero esfuerzo propio, en cambio reconocía la mano omnipotente de Dios en todas las cosas.

—Tú eres una persona que amas mucho a Dios. —le dije.

—Mira, amo a Dios porque él es el Creador de todo lo que existe. No solo hizo al mundo para que habitásemos en familia, sino que nos cuida y nos protege en el peregrinar en esta tierra. Pero claro está, hay que guardar sus leyes. —dijo el abuelo con tono muy serio.

—¿Consideras que de eso es de lo que trata la Biblia? ¿De leyes? —indagué.

—Claro, mira, hay gente que dice que esta vida no viene con un manual de instrucciones. Pero, ¿sabes qué? Eso es un mito. La vida sí viene con un manual de instrucciones. El manual de instrucciones de la vida es la Sagrada Biblia. —dijo el abuelo de forma firme.

—¿Por qué consideras que la Biblia es el manual de instrucciones de la vida del hombre? —inquirí.

—Hijito, Dios al crear todas las cosas, incluyendo al hombre, siempre ha mantenido comunicación con su creación. No hizo a los hombres para abandonarlos, los hizo para tener comunión con nosotros. A pesar de que los hombres fuimos desobedientes, Dios sigue siendo fiel, sigue amando a toda la humanidad. Por eso, como dice en el libro de Juan, capítulo tres y verso dieciséis, Dios amó de tal forma al mundo, que no le importó entregar a su Hijo a morir por salvarnos a todos nosotros. —dijo el abuelo.

—Tú crees que le importemos tanto a Dios. —le comenté.

—Claro que sí, y no solo eso, Dios nos ha dado su Palabra para que podamos tener luz en este mundo. —dijo él.

—Entonces consideras que la Sagrada Biblia puede conducir la vida del hombre. —le dije.

—Mira, hijito, en sus páginas encontraras todo lo que tu espíritu necesita para ser lleno. No solo eso, hay consejos de vida para todas las áreas de la vida. Por ejemplo, tomemos como muestra el libro de Los Proverbios. —dijo el abuelo, mostrándome sus páginas.

—¿Qué valor tienen los Proverbios? —indagué.

—En los proverbios puedes encontrar consejos prácticos que te mantendrán en el camino de la vida y de la justicia. —me dijo.

—¿Consejos? ¿Como cuáles? —le pregunté.

—En sus páginas tenemos consejos que nos guían a hacer el bien. Por ejemplo, hay consejos que nos muestran el valor de la fidelidad a Dios, la fidelidad a tu pareja, el alejarnos de los vicios, el no dejarnos engañar por los placeres de la vida, el alejarnos de cosas nocivas como el alcohol, como debemos proceder en la sociedad y muchos otros consejos de valor. En fin, muchísimas cosas que nos salvarán en la vida. Ignorar esta ley de Dios es pagar un precio muy caro en la vida. Si miras alrededor, la gente que se conduce imprudentemente en la sociedad son precisamente los que ignoran la ley de Dios. —dijo el abuelo.

—Abuelo, ¿Qué estabas leyendo? —le pregunté.

—Hoy estuve leyendo el libro de los Proverbios. —me contestó.

—¿Puedo ver? —le dije tomando la Biblia de entre sus manos.

Al tomar la Biblia pude leer en los proverbios el capítulo dieciocho y verso veintiuno, donde leía: *"La muerte y la vida están en poder de la lengua, y el que la ama comerá de sus frutos."* Al leer esto, rápidamente le pregunté.

—Abuelo, ¿Qué significado tiene esto? ¿Acaso puede un hombre cambiar todo lo que nos rodea hablándole al ambiente? —dije lleno de curiosidad.

—No, hijito, esa no es la idea en ese especial mensaje. —me respondió.

—Entonces, ¿Qué significan estas palabras? —indagué.

—Hijito, esas palabras del proverbio son una invitación para el hombre a andar en la verdad, en integridad, en justicia y lejos de todo engaño y mentira. Veras, un hombre que se conduce en el mundo hablando verdad y justicia tendrá como resultado el beneficio de sus acciones, en cambio, un hombre que tiene el engaño en su boca, sufrirá la consecuencias cuando sus maldades lo alcancen. Lo que el hombre habla va de acuerdo con lo que hay en su corazón, y esto tiene un efecto para el futuro. Puede conducir a un hombre a ver los efectos de forma positiva, o por lo contrario, puede llevar al hombre al camino de la muerte si tiene hábitos negativos de maldad en su boca y en su proceder. —me explicó.

Ante las palabras del abuelo, me sentí sorprendido con su respuesta. Ciertamente la vida está llena de oportunidades. El destino del hombre no es donde nos lleva el viento sino aquel que construimos cada vez que tomamos decisiones sean certeras o erradas. El abuelo y su Biblia me estaban invitando a hacer las cosas correctamente en la vida. Valoro mucho todas sus enseñanzas.

"El corazón alegre constituye buen remedio; mas el espíritu triste seca los huesos." —(Proverbios 17:22)

Capítulo 2

El poder de la risa

Uno de los secretos de la longeva vida del abuelo, era su actitud frente a la vida en todos sus años. Es que él siempre me dio ejemplo de que una actitud positiva hace la diferencia. Una actitud positiva testifica y es evidencia del amor a la vida, al prójimo, y a nosotros mismos. Hay que tener optimismo y fe en todo lo que uno hace. ¿Obtendrá el hombre buenos resultados en sus proyectos si piensa que no se puede lograr nada en la vida? En cambio, cuando aparece un hombre visionario y que ve al mundo con soluciones prácticas, ese viene a hacer la diferencia. Aun en el peor de los escenarios, como una enfermedad, se puede sobrellevar mejor si nos comportamos como valientes y gente firme de pensamiento. Dice uno de los proverbios que el abuelo solía leer.

"El ánimo del hombre soportará su enfermedad; mas ¿quién soportará al ánimo angustiado?" (Proverbios 18:4)

Sucede que hasta los pensamientos de dolor más profundos pueden ser sujetados con una actitud positiva. Ese es el momento cuando tomamos el control de toda situación. Cuando un hombre se convierte en valiente por medio de la fe, simplemente, todo irá bien. Ni siquiera la muerte misma puede vencer la fe. Dice la Biblia del abuelo:

"El corazón alegre constituye buen remedio; mas el espíritu triste seca los huesos." (Proverbios 17:22)

Es increíble como cualquier escenario puede ser controlado por medio de una correcta actitud frente a la vida. Es el momento que en vez de ser intimidados por la situación, sucede todo lo contrario, los problemas son reducidos a cero frente a nuestra armadura, la armadura que nos hace ser calidad de personas.

El doctor de la risa

Cuando una persona sabe reír frente a los problemas, se convierte en un héroe. Uno de estos grandes héroes de la vida es conocido como el "*Doctor de la risa*". Para unos, se trata de un mero payaso que se divierte alegrándoles la vida a pacientes en los hospitales. Para otros es un genio de la medicina psicológica. Es probable que algunos de los lectores ya hayan escuchado su nombre o visto su historia. El actor Robin Williams encarnó su historia en el famoso filme titulado "Patch Adams". Su verdadero nombre es Doherty Hunter Adams, pero el apodo público que le ha dado la vuelta al mundo es simplemente "Patch". Se trata de un medico casi setentón que se caracteriza por llevar la salud y la medicina de una forma muy diferente a la conocida. Lleva risa y alegría como terapia para la salud de sus pacientes. Adams también es un escritor, y activista social. Sus pacientes lo conocen como el simpático medico que promueve técnicas alternativas de sanación por medio de estímulos positivos como la risa y el pensamiento positivo.

¿Puede servir la risa como medicina para el cuerpo, la mente y el espíritu?

Adams obtuvo mucho fama por su forma peculiar de llevar a los pacientes a la salud. Presentó cambios positivos que demostraban que a veces las enfermedades físicas están ligadas a asuntos del alma humana, a cuestiones internas del estado de ánimo. Cuando reciben un refuerzo positivo apropiado, estas personas logran sobreponerse a la enfermedad. El buen humor funciona como un regenerador del sistema inmune del individuo. Una de las frases dichas por Adams fue:

"Amor en la atención de la salud: Al paciente con cariño". Él dijo:

"Ninguna escuela enseña que el amor es lo más importante en la vida y ninguna universidad enseña que la compasión es lo fundamental, por lo que aspiro a desarrollar un currículo médico que tenga entre sus prioridades la enseñanza de la compasión." (En el año 2010, en la ciudad de Perú)

Las afirmaciones de Patch Adams son muy ciertas. A veces el hombre moderno vive envuelto en su mar de estrés personal y grupal y echamos a un lado las cosas que verdaderamente importan como: la fe, el optimismo, el amor, y la esperanza. La salvación del ser humano se encuentra en dar un giro de 180 grados hacia las cosas positivas de la vida, solo de esta forma logrará superar todo conflicto, sea anímico, espiritual o físico.

Los verdaderos héroes

Los verdaderos héroes de la vida no son aquellos que no tienen problemas en la vida, no son aquellos que tiene de todo a granel y desconocen la necesidad. No son los que no conocen enfermedad alguna, sino son aquellos que en medio de cualquier crisis en la vida, pueden llegar al otro lado, sin dejar de borrar una sonrisa en sus rostros, son aquellos que ven los problemas y las crisis como una oportunidad de demostrar su esencia, su contenido de victoria. Esos son los héroes, los que sudan sin desmayar hasta lograr alcanzar sus metas. ¿En cuál bando estamos? En el bando que le hace frente a la adversidad de una manera positiva o en el bando que se deja intimidar frente a los gigantes de oposición. Quiera Dios y se llene nuestro espíritu de valentía, coraje y fuerza. No de la mera fuerza propia, sino de la fuerza que proviene del Creador.

Capítulo 3

Regalos en la naturaleza

En el **primer tomo** les mencioné algunas maravillas de la naturaleza las cuales el abuelo usaba para conseguir de forma real un cambio de vida positivo y una salud óptima. Las primeras cosas que mencionamos fueron: el açaí, los aguacates, ajos, el aloe Vera (Sávila), arrándalo (Cranberry), la avena, batatas, B12, brócolis, las calabazas, la canela, los clavos de olor, la equinácea, los factores de transferencia, las guanábanas, el ginseng, el goji, la granada, el maqui Berry, la miel, el orégano, las papas, las papayas, las toronjas, y las zanahorias. Ahora, en este **segundo tomo** les compartiré de los beneficios que el abuelo obtuvo de los regalos de la naturaleza tales como: Las cerezas, la remolacha, el limón, la espinaca, la salvia, el jengibre, las "blueberries", la murtilla, el calafate, la piña, las cinco puntas (Carambolas), el aceite de oliva, el pescado, la cebolla y el chocolate oscuro. Como hemos podido ver, no es necesario llenar nuestro cuerpo de químicos dañinos a la salud, cuando tenemos en la naturaleza infinidad de alternativas que pueden transformar nuestra vida para bien. Frutas, vegetales, viandas, nueces y ricos alimentos que contienen fibra y vitaminas que son capaces de regenerar nuestro cuerpo, darnos capacidad antioxidante y aumentar nuestro sistema inmune para una salud óptima. Veamos esta vez que otras cosas el abuelo solía usar y de las cuales tomé nota para compartirla con gente que tiene como meta lograr una calidad de vida. Estas nuevas alternativas son las siguientes:

La cereza

La cereza es un poderos fruto cuyos orígenes se remontan a tierras entre el mar Negro y el Caspio en el primer siglo. Se cree que fueron los romanos los que comenzaron a diseminar sus árboles en lugares limítrofes según iban conquistando tierras. La cereza pertenece al género *Prunus*, y se le conoce como *Guinda*. Entre los beneficios de la cereza encontramos los siguientes:

- Fuente de Vitaminas: C, E, K, PP, B, A,
- Fuente de fibra
- Azúcar
- Hidratante
- Hierro
- Potasio
- Calcio
- Azufre
- Fósforo
- Zinc
- Acido Fólico
- Poder antioxidante

- Contra las arritmias (Contenido en melatonina)
- Ayuda en la función cerebral
- Ayuda para relajación del cuerpo
- Reduce inflamaciones
- Contra la artritis (Fuente de antiocianinas)
- Previene contra la diabetes
- Ayuda a la digestión
- Analgésico natural
- Relajante muscular
- Ayuda en el control de peso
- Fuente de bioflavonoides
- Reduce los niveles de acido úrico
- Ayuda a desintoxicar y limpiar nuestro organismo
- Anti cancerígeno

La remolacha

Se trata de una hortaliza que posee numerosas propiedades muy beneficiosas para nuestro cuerpo. (Su raíz y sus hojas contienen beneficios) Entre los grandes aportes que tiene la remolacha se encuentran:

- Hidratante
- Brinda energía a nuestro cuerpo
- Ayuda a limpiar el organismo
- Contra la hipertensión
- Contiene Potasio, Yodo, Sodio y Hierro
- Aumenta el sistema inmune
- Ayuda al cuerpo a producir glóbulos rojos y blancos
- Contra el estreñimiento
- Contra las hemorroides
- Contiene fibra soluble e insoluble
- Ayuda contra el colesterol
- Contra la diabetes
- Contiene Magnesio, Calcio y Fósforo
- Ayuda a la salud de los ojos

- Fuente de beta-caroteno
- Contiene Vitamina B
- Contra la anemia
- Vitamina A, E y C
- Ayuda a regenerar anticuerpos en nuestro organismo
- Posee hidratos de carbono
- Contiene ricas proteínas
- Contiene Zinc
- Fuente de almidón
- Ayuda la función cerebral
- Fortalece los huesos
- Sirve como relajante muscular
- Laxante natural
- Contra enfermedades cardíacas
- Fuente de folatos
- Para el control de peso
- Función antioxidante
- Sirve como diurético

Nota: La remolacha no es recomendable para personas que poseen tendencia a formar cálculos en el riñón de "oxalato de calcio".

El limón

Desde tierras asiáticas nos llega la maravillosa fruta del limón. Entre los muchos beneficios del limón tenemos:

- Rica fuente de vitamina C
- Sirve como aromatizante
- Sirve para purificar el agua
- Su sumo ayuda contra la anemia
- Múltiples funciones estéticas
- Ayuda al cuerpo en su función de expulsión de tóxicos
- Poder antiséptico
- Contra los catarros y gripe
- Relajante muscular
- Es un astringente natural
- Contra la fiebre
- Para el cuidado de la piel
- Contra la bronquitis
- Ayuda en las funciones respiratorias
- Fuente de Potasio
- Contra el asma

- Ayuda al sistema nervioso
- Hidratante
- Contra el dolor de garganta
- Sirve para el control de peso
- Función antibacterial
- Funciones desinfectantes
- Contiene: Fósforo, Hierro, Magnesio, Cobre y Calcio
- Para el buen funcionamiento intestinal
- anti cancerígeno
- Ayuda en la función del hígado
- Fuente de vitamina B
- Ayuda a controlar problemas de la visión
- Contra la diabetes
- Rejuvenecedor
- Para el buen funcionamiento de la vesícula
- Contra los virus

La espinaca

En la segunda década del siglo XX se hizo muy popular en los Estados Unidos el personaje de tiras cómicas llamado 'Popeye'. Muchos de nosotros crecimos viendo al marinero con músculos de acero que obtenía fuerzas sobrenaturales cuando abría una lata de espinacas cuando se encontraba en situaciones de alto riesgo. La verdad detrás del mito es que las espinacas son una planta que contiene muchas virtudes. Estas son:

- Poderoso antioxidante
- Contiene vitamina B, A, C, K y E
- Contiene potasio, magnesio, calcio, manganeso, fósforo y hierro
- Sirve de energizante
- Contra problemas cardíacos
- Contra la diabetes
- Contra la hipertensión
- Ayuda a limpiar el cuerpo
- Aumenta el sistema inmune

- Rica fuente de folatos
- Contra la anemia
- Funciona como diurético
- Ayuda a reducir el colesterol
- Contra el estreñimiento
- Sirve para el control de peso
- Contra cálculos renales
- Ayuda contra problemas de la visión
- Ayuda a fortalecer la piel
- Fortalece los huesos
- Es fuente de fibra
- Contiene Omega 3

Nota: No se recomienda para personas con artritis, gota, cólicos renales y cálculos renales, debido al alto contenido de oxalatos.

La salvia

La salvia es una planta medicinal que nos llega desde Europa y existe en múltiples especies de la misma en el mundo. Existe blanca, roja, cimarrona, negra y la salvia santa. El consumidor debe identificar bien qué tipo de planta busca no necesita para no correr riesgos en torno a contraindicaciones sobre condiciones de salud. No se recomienda para madres lactando, y nunca en dosis altas. Contiene thuyona. Luego de que el consumidor identifique correctamente la aplicación de la salvia, existen algunos beneficios que identificamos de la misma. Estos son:

- Poderoso antioxidante
- Contra la diabetes
- Aromatizante
- Ayuda la función cerebral
- Beneficios para la salud de la piel
- Propiedades antinflamatorias
- Contra la gingivitis

- Contra la menopausia
- Contra la epilepsia
- Contra la tuberculosis
- Sirve como relajante
- Alivia los gases
- Contiene vitamina A y C
- Contra espasmos musculares
- Contra los cólicos
- Antibacterial
- Contra la artritis
- Contra las aftas bucales
- Sirve como astringente
- Contra el reumatismo
- Contra dolores de garganta
- Nivela la sudoración del cuerpo
- Aumenta el sistema inmune
- Sirve de antiséptico

Nota: Para el consumo de la salvia, así como el resto de productos naturales que mencionamos en este tomo, así como en el primero siempre consulte a su neurópata para que lo instruya en el consumo correcto de los mismos y no tenga contraindicaciones sobre otras medicinas, sean naturales o químicas que usted consuma. Es responsabilidad del paciente el utilizar las alternativas de la naturaleza de forma sabia y prudente.

El Jengibre

De entre todas las maravillosas plantas que el Creador puso en la creación a favor de los hombres se en encuentra el jengibre. El tallo de dicha planta posee un sabor suave-picante con un distinguido aroma. El jengibre nos fue legado por la cultura de la India y la China, y se extendió rápidamente por países limítrofes. Entre sus muchos beneficios encontramos:

- Contra la artritis
- Contra los dolores de garganta
- Contra gripes
- Contra el colesterol malo
- Brinda energía
- Sirve de apoyo al sistema respiratorio
- Ayuda a bajar la inflamación
- Sirve para el control de peso
- Mejora la circulación
- Mejora la función intestinal
- Contra las nauseas
- Contra la tos

- Ayuda nuestras articulaciones y al sistema muscular
- Combate hongos
- Contra el cáncer del colón
- Contra el cáncer estomacal
- Fortalece los huesos
- Sirve de calmante
- Antioxidante
- Contra el reumatismo
- Contiene vitamina B y C
- Fuente de: Cobre, Manganeso y Magnesio
- Contra el dolor de cabeza o migraña
- Ayuda al buen funcionamiento de los riñones
- Contra la hipertensión
- Contra los calambres
- anti cancerígeno
- Contra los dolores de ovarios en la menstruación femenina
- Contra los mareos
- Para una buena digestión
- Fuente de: Fósforo, Calcio, Aluminio y Cromo

- Fuente de vitaminas, minerales y aceites necesarios para el buen funcionamiento corporal
- Contra el cáncer de próstata
- Contra la acidez
- Contra la nefropatía diabética
- Beneficia al sistema cardiovascular

Las blueberries

Las bayas azules son una fuente de salud en la naturaleza cuyos atributos no dejan de sorprender al hombre. Entre sus virtudes se encuentran:

- Combate la flebitis
- Poder antioxidante
- Virtudes rejuvenecedoras de la piel
- Contra el Alzheimer
- Contra diversidad de infecciones
- Mejora la función cerebral o del aprendizaje
- Astringente natural
- Mejora el funcionamiento neurológico
- Rica fuente de micro y macro nutrientes
- Reduce el colesterol
- Sirve de antiinflamatorio
- Ayuda en la salud ocular
- Anti cancerígeno
- Sirve de analgésico
- Contra las infecciones en el tracto urinario
- Para la salud cardiovascular

- Contra las hemorroides
- Contra las venas varicosas
- Tiene vitamina C
- Posee manganeso

La murtilla

La murtilla es una baya que nos llega desde los montes de Chile. Al igual que las demás bayas, están llenas de secretos poderosos que transforman la salud. Estos son algunos de esos secretos:

* Poderoso efecto rejuvenecedor y sanador de la piel
* Una herramienta estética de gran aporte en la naturaleza
* Contra el acné
* Estimulante
* Astringente
* Contra quemaduras
* Contra las verrugas
* Contra la psoriasis
* Contra el carcinoma
* Contra la flaccidez
* Antiinflamatorio
* Descongestionante
* Contra la celulitis

- Contra el estrés oxidativo
- Es fuente de flavonoides
- Poder antioxidante
- Contra la fatiga hormonal
- Aumenta la fibra de colágeno
- Sube el colesterol bueno
- Fuente de fibra
- Hidratante de la piel
- Brinda elasticidad a la piel

El calafate

Desde la Patagonia nos llega la baya del calafate. Se trata de una fruta que no es la excepción en cuanto a virtudes poderosas para la salud. De entre las muchas virtudes que posee el calafate tenemos:

- Funciona como astringente natural
- Contra afecciones hepáticas
- Contra los hongos
- Tónico natural
- Antiinflamatorio
- Antioxidante
- Antibacterial
- Contra la diarrea
- Contra la fiebre
- Mejora la salud intestinal
- Contra el Alzheimer
- Contra la artritis
- Contra la hipertensión
- anti cancerígeno
- Contra las cataratas

- Contra glaucomas
- Ayuda al sistema nervioso
- Ayuda al sistema muscular
- Contra la arterioesclerosis
- Rico valor en minerales
- Fuente de vitamina C
- Fuente de flavonoides
- Se utiliza para funciones estéticas

La pimienta de cayena

No mucha gente conoce el valor para la salud que posee la pimienta de cayena. A menudo utilizado para darle sabor a nuestras comidas, es en realidad una rica fuente de beneficios. Entre estos se encuentran:

- Fuente de antioxidantes
- Fuente de vitamina C y A
- Rica en flavonoides
- Mejora la circulación sanguínea
- Reduce el colesterol
- Ayuda al sistema digestivo
- Contra la hipertensión
- anti cancerígeno
- antibacterial
- Contra la bronquitis
- Contra la faringitis
- Aclara el sistema respiratorio
- Contra el herpes
- Contra la artritis reumatoide
- Contra la fibromialgia

- Contra las úlceras estomacales
- Contra la indigestión
- Contra los gases
- Analgésico natural
- Para la salud cardiovascular
- Contra los dolores musculares
- Contra la bursitis
- Aumenta el sistema inmune
- Contra la gripe
- Contra la fiebre
- Contra la artrosis
- Contra lumbalgias
- Contra la sinusitis
- Para perder peso

Nota: El consumidor debe tener cautela en torno a las cantidades que utiliza de la pimienta de cayena. Se recomienda utilizar pequeñas cantidades. Consulte a su naturópata en este y en los otros productos naturales.

La piña

Desde América del Sur nos lleva esta maravillosa planta fructífera conocida como la piña. Dicha fruta es rica en minerales y vitaminas que la hacen una muy valorada en la gastronomía. Entre los grandes aportes que tiene la piña tenemos:

- Fuente de fibra
- Vitamina B y C
- Contiene: Fósforo, Zinc, Manganeso, Magnesio y Calcio
- Fuente de proteínas
- Contra la cistitis
- Ayuda al sistema digestivo
- Antiinflamatorio natural
- Disminuye los lípidos en la sangre
- Sirve de diurético
- Antiséptico
- Contra la acidez
- Anti cancerígeno
- Contra la artritis reumatoide

- Para el control de peso
- Contra los parásitos
- Contra la laringitis
- Contra la neuritis ciática
- Para la limpieza de nuestro sistema
- Contiene acido fólico
- Contiene azufre, hierro y potasio
- Antitrombótico
- Contra el edema
- Anticoagulante
- Aumenta el sistema inmune
- Ayuda contra problemas de los ojos
- Contra la degeneración macular
- Contra la diabetes
- Contra el asma
- Aumenta el sistema inmunológico
- Para la salud de las tiroides
- Contra la hinchazón
- Contra la sinusitis
- Contra la gota
- Contra el dolor de garganta

La carambola (Cinco Puntas)

Desde la India e Indonesia nos llega un árbol de fruta muy peculiar. Nos referimos a la fruta de la carambola o mejor conocida como "cinco puntas). Su forma estrellada le da un atractivo muy singular. Su semilla se ha diseminado por numerosos países tales como: Malasia, República Dominicana, Puerto Rico, y en gran parte de Latinoamérica. Los aportes para la salud de esta fruta lo son:

- Hidratante
- Aumenta el sistema inmune
- Cítrico
- Contiene fibra
- Contiene vitamina A y C
- Contiene Fósforo y Potasio
- Ayuda a la visión
- Mejora la salud de la piel
- Ayuda a cicatrizar las heridas
- Para la salud del cabello
- Fortalece los huesos

- Para la salud de los dientes
- Contra las infecciones
- Contra problemas cardíacos
- Contra la hipertensión
- Laxante natural
- Contra la diabetes
- Diversidad de vitamina B
- Contiene Calcio, Magnesio, Hierro y Zinc
- Poder antioxidante
- Contra dolores de cabeza
- Contra la picazón (uso de sus hojas)
- Antimicrobiano
- Contra la gripe

Nota: Esta fruto no es recomendable para personas que padecen de enfermedad renal o tienen estomago frágil. Para esta y otras frutas, siempre consulte a su neurópata si tiene condiciones severas o si está tomando medicamentos. Siempre consulte a su neurópata o a su médico de cabecera. (Esta nota incluye tanto los productos de este manual como cualquier otro tomo de esta serie).

El aceite de oliva

Los olivos remontan su historia a tiempos inmemorables del Mediterráneo, incluso bíblicos. El aceite de oliva aparece vinculado a la historia religiosa o de rituales sagrados. Sus orígenes están ligados a las primeras civilizaciones y van de la mano con el desarrollo de la primera manifestación de la agricultura en los pueblos. Hay diversidad de aceites y variedad del fruto. Entre sus muchos beneficios tenemos:

- Fuente de fibra
- Posee vitamina A, B, E y K
- Contiene: Sodio, Potasio, Magnesio, Hierro y Calcio
- Posee ácidos grasos necesarios
- Contra el colesterol alto
- Contra la arteriosclerosis
- Brinda energía
- Ayuda en la función cerebral
- Contra el estreñimiento
- Para la salud estomacal

- Antiinflamatorio
- Contra la acidez
- Contra la osteoporosis
- Poder antioxidante
- Para control del peso
- Para hidratación y salud de la piel
- Para la salud del cabello
- Para un buen metabolismo
- Fuente de nutrientes
- Contra la diabetes
- Anti cancerígeno
- Promueve un sano crecimiento
- Contra el Alzheimer
- Para la salud de las uñas
- Rejuvenecedor

El pescado

Desde tiempos muy antiguos los hombres conocieron al valor que representa la actividad de la pesca. Los peces se convirtieron en el alimento primitivo de muchas tribus en la antigüedad, por lo que elaboraron maneras de capturarlos o extraerlos de las aguas. Entre los grandes beneficios que aportan los peces para la salud del hombre encontramos:

- Contra problemas del corazón o ataques cerebrales
- Fuente de ácidos grasos necesarios
- Ricos en minerales y proteínas
- Aumenta el sistema inmune
- Ayuda a la visión
- Brinda energía
- Contra la depresión
- Anti cancerígeno
- Ayuda a la función cerebral
- Mejora la circulación sanguínea

- Contra el colesterol malo
- Contiene: Yodo, Zinc, Selenio, Fósforo
- Contra el carcinoma
- Poseen vitamina D, A, E y B
- Fuente de aminoácidos
- Para la salud de los huesos y dientes
- antiinflamatorio
- Contra la diabetes
- Contra la artritis
- Para la salud de las arterias
- Mejora el sistema nervioso
- Ayuda y protege las células
- Regula el metabolismo

Nota: Existe diversidad de especies de peces, por lo cual el consumidor debe tener cuidado con sus efectos en la salud al variar su composición. Consulte a su médico.

La cebolla

Desde Asia central nos llega la planta conocida como *la cebolla*. Muy pronto su uso se extendió también por todo el mundo romano y griego. Las razones de su uso se debe a sus propiedades culinarias. Entre el excelente aporte nutricional y beneficioso para el ser humano se encuentra los siguiente:

- Contra los resfriados
- Para la salud de los bronquios
- Contra la tos
- Contra el asma
- Mejora el sistema respiratorio
- Contra el insomnio
- Cicatrizante
- Contiene azufre
- Fuente de fibra
- Contiene vitamina B y C
- Contiene ácido fólico
- Contiene: Cobre, Fosforo, Cromo, Potasio, y Manganeso

- Contra el colesterol malo
- Contra los derrames cerebrales
- Contra la alta presión
- Para la salud cardiovascular
- Aumenta el colesterol bueno
- Contra la diabetes
- Anti cancerígeno
- Fuente de flavonoides
- Contra los tumores
- Antiinflamatorio
- Para la salud estomacal
- Contra diversas clases de úlceras
- Contra la osteoporosis
- Estimula el apetito
- Sirve como diurético
- Contra el estreñimiento

El chocolate

A quien no le gusta disfrutar de un sabroso chocolate, sea en dulce o en una tibia bebida. Este regalo de la naturaleza comenzó a conocerse en tiempos inmemorables entre los indígenas de Sudamérica. Entre sus muchos usos, la semilla del cacao sirvió de amplio valor comercial, de trueque y como preámbulo a lo que serian las monedas. Es imposible precisar si en tiempos muy antiguos de la historia, los hombres pudieron conocer el completo valor nutricional y de beneficio para el hombre que contiene el chocolate. Se sabe la etimología de la palabra "chocolate" surgió de una lengua aborigen mexicana que luego fue aplicada por los españoles, algo así como *"Xocolalt"*, y que luego evolucionó a chocolate. Del milagro de la naturaleza que nos dio el Creador por medio del chocolate encontramos diversidad de propiedades que pueden cambiar nuestra vida para bien. Entre estas, mencionamos las siguientes:

- Combate la depresión
- Mejora el sistema nervioso
- Ayuda la circulación sanguínea
- Funciona como diurético
- Mejora el estado de ánimo general
- Ayuda en la funciona cerebral
- Ayuda al sistema cardiovascular
- Combate el colesterol malo
- Anti cancerígeno
- Contra la presión alta
- Es fuente de: magnesio, fósforo, zinc, cromo, potasio, cobre y hierro
- Contiene vitamina E y B
- Brinda sensación de bienestar al que lo consume
- Es fuente de antioxidantes
- Ayuda en la salud femenina
- Contra la diabetes (Chocolate oscuro)
- Para la salud celular
- Brinda longevidad
- Contiene ácido fólico
- Ayuda al mejoramiento de la piel
- Combate los derrames cerebrales

- Es fuente de flavonoides
- Contra la tos crónica
- Ayuda al desarrollo muscular
- Brinda resistencia física
- Antibacterial
- Combate las caries
- Sedante natural
- Contra el síndrome premenstrual
- Ayuda en la oxigenación del cerebro
- Contra las enfermedades degenerativas
- Contra el estrés
- Brinda relajación

NOTA: Existen muchos mitos negativos acerca del chocolate, sin embargo, estos son meras falacias. Son muchos más los beneficios del chocolate que los aspectos negativos. Use todo alimento con moderación.

Capítulo 4

La figura del padre en la familia

Una de las cosas que más atesoro en la vida es el legado que me brindó el abuelo. No se trataba de riquezas materiales. Jamás en la vida tesoro alguno pudiera compararse a las riquezas que nos dejó. Lo que había dentro del tesoro eran cosas como: la fe, el amor, el buen ejemplo, los valores, la bondad, la espiritualidad, la esperanza, el amor al trabajo, la superación, el optimismo, las buenas costumbres, el respeto, la tolerancia, la sencillez, y cosas semejantes a estas. Me di cuenta que todas estas cosas el abuelo las aprendió del Dios de los proverbios. Me di cuenta que su fuente de sabiduría era el temor a Dios. De esta manera le transmitió a sus hijos y nietos todas esas cosas que verdaderamente nos forman como personas. Lamentablemente nuestro mundo carece de valores. No es ningún secreto el hecho de que millones de personas se han alejado de la paternidad de Dios en sus vidas. He aquí la razón del fracaso en nuestra sociedad. Cuando descartamos a Dios, el ingeniero de la vida y su manual de instrucciones que es la Palabra de Dios, entonces tenemos una sociedad en caos. Solo de una forma el hombre puede enderezar su rumbo y es volviéndose a Dios en todos sus caminos.

La importancia de la figura del padre

El escenario general mundial muestra una gran crisis. Esto se evidencia en la alta tasa de divorcios, deserción escolar, criminalidad, falta de valores, aumento de estilos de vidas nocivos a la familia, egoísmo humano, modas ofensivas, uso y abuso de drogas, delincuencia, violencia, guerras, rivalidades, y toda clase de cosas que hacen que nos sintamos inseguros en las ciudades donde vivimos. Sin embargo, cuando le damos vuelta al reloj de forma retrospectiva, llegamos al núcleo de la familia y los factores determinantes que se dieron allí como el origen del resto de las cosas. Donde hubo una modelo de familia sano y fuerte, criaron hijos vigorosos llenos de valores y respeto al prójimo, en cambio, donde hubo modelos disfuncionales esto provocó o dio como resultado a los guerrilleros de las calles, una clase de "homo sapiens" que solo sabe odiar, está lleno de malicia, está dispuesto a destruir a todos alrededor para lograr sus objetivos. El hombre se encuentra atestado de toda clase de males, producto de un mal modelo familiar. Un modelo que fue trastocado o roto, pero que no era parte del diseño original. Sucede que la familia unida es de gran importancia para el desarrollo del individuo. La mamá es importante, el papa también lo es, así como la educación que de ellos emana. No es ningún secreto el hecho que los hijos que tienen a sus padres presentes, en especial la figura del papá llegan a tener un rendimiento escolar muy alto. Cuando el papá está presente y brinda un ejemplo digno en el hogar, esto sirve como una barrera de protección contra las amenazas en el mundo tales como: proliferación de las drogas y estilos de vida distorsionados. De esta forma los padres vienen a ser fortalezas de bienestar para los hijos. Me refiero a los padres que poseen valores y los transmiten a su generación. Es lamentable cuando este modelo se rompe. Cuando este modelo se rompe sucede el caos. Sucede el efecto dominó, es decir, padres que no tuvieron un buen modelo, repiten los modelos obsoletos y deteriorados creando todo un caos. Lo mismo sucede cuando la familia es distorsionada y se le hace propaganda a estilos de vidas que echan a un lado la figura paternal. Se va diseminando toda una red inapropiada para los niños que se van desarrollando. Se van levantando y van viendo modelos errados de la familia, y de esta forma los repiten dándolos por bueno cuando no lo son. Es una clase de rompecabezas del cual siempre faltan piezas. En muchos casos la pieza que falta es la pieza central, la que le da forma al paisaje, la que contiene el verdadero significado. Esto es lo que sucede cuando el hombre altera la creación de

Dios y distorsiona la familia. Dios creó al hombre y a la mujer con un propósito. Aunque los dos son iguales, tienen roles específicos y determinados que se ajustan a la ley de Dios. Son roles compartidos, roles que le hacen bien a los hijos. Sin embargo, la familia se encuentra en una guerra sin cuartel. Un enemigo común no quiere ver a los niños crecer en hogares sanos y salvos y posee toda una agenda para presentarle modelos falsos al mundo. Modelos que pueden llevar a la destrucción a toda la civilización. El enemigo sabe que la figura fuerte de un padre en la familia sirve de apoyo al niño y lo conduce por el buen camino, es por esto que la familia se encuentra bajo tanto ataque. De la misma manera que el abuelo, nos ha dado consejos en este libro, así hemos visto como hay muchos consejos que le hacen bien la hombre y se encuentran en la boca de un padre que habla con amor a sus hijos. Un padre sirve de guía, disciplina y corrección hacia sus hijos. Un padre, brinda apoyo, sustento, abrigo, alimento, amor, cuidado, y todo un mar de cosas positivas que ayudan a los hijos a formarse como personas. El resultado, hijos de bien, gente que le hace bien a la sociedad que le rodea. Pareciera que el enemigo no quiere ver al mundo feliz, por eso ataca tanto a la familia y propone hogares que no tengan un padre. Yo tuve el privilegio de tener un padre, y mi padre también tuvo el privilegio de tener el suyo, es aquel que nos da consejos en este libro. Estas diferentes generaciones brindaron cosas positivas. Ahora, yo como padre, me ocuparé de compartir de las mismas enseñanzas que ellos me compartieron a mí. ¿Harás de la misma forma con tu descendencia? Espero que de alguna forma este breve libro te sirva de motivación para amar a tus hijos y llevarlos por el buen camino. El buen camino que solamente se consigue en el temor de Dios. Solo y solamente eso, es el principio de la sabiduría.

Nota:

Este libro no es una guía médica oficial, ni pretende sanar o diagnosticar enfermedades. Solamente se trata de un breve compendio de conocimientos sobre productos naturales que han pasado de generación a generación y a los cuales la opinión pública les atribuye cualidades o características beneficiosas para la salud.

Consigue tus libros en Amazon

En Amazon.com y en Amazon.es puedes conseguir libros impresos y libros para Kindle, Tablet, IPads, iPhoneso teléfonos con Android.

Te recomendamos los siguientes títulos:

EL RESURGIR DE LA ESVÁSTICA - DINO ALREICH

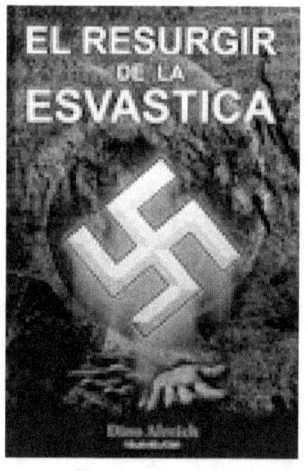

Christopher Borazzo, un antropólogo y profesor, tiene una enigmática y misteriosa revelación, en la cual ve el levantamiento mundial de una nueva dictadura nazi. Se ve envuelto en una pesadilla donde es testigo de las maniobras de las sociedades secretas, cultos religiosos y líderes mundiales para someter la política internacional, la economía, las religiones....

Esta novela surge de la investigación moderna en torno a los neonazis, profecías bíblicas, teorías de conspiraciones y del acontecer noticioso pasado y contemporáneo. El libro trata de unir los cabos sueltos que componen la historia a la vez que busca descifrar el significado apocalíptico y la posibilidad de que dichos libros sagrados los hubieran escrito para advertirnos a todos de lo que sucederá el día de mañana en todas las naciones.

¿Qué misterio se oculta en las antiguas profecías de los libros sagrados de Daniel y Revelación?

Durante siglos, el significado de las antiguas profecías se había mantenido en secreto para el mundo... hasta ahora.

¿Cuál es el misterio que esconden los Templarios?

CONSPIRACIÓN WATCHTOWER - DINO ALREICH

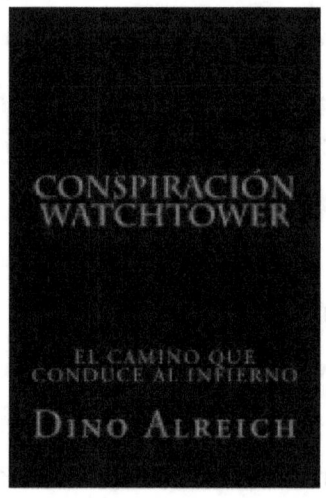

Este es un libro inquietante que nos muestra el lado oscuro de una secta que va casa por casa en diferentes partes del mundo cazando almas de hombres. Se presenta un estudio profundo de las doctrinas y falacias que ha construido una colosal secta llena de engaños y enredaderas. Toda una compleja maquinaria económica dispuesta a servir como caballo de Troya contra el cristianismo. Conspiración, mentiras, tergiversación del mensaje cristiano, sectas falsas en la sociedad, todo es parte de un esquema oscuro elaborado por los urdidores "illuminatis" del Nuevo Orden secular. Este libro se presenta como un alerta contra las falsas sectas.

COSAS QUE EL ABUELO HACÍA EN SECRETO PARA MEJORAR SU SALUD - DINO ALREICH

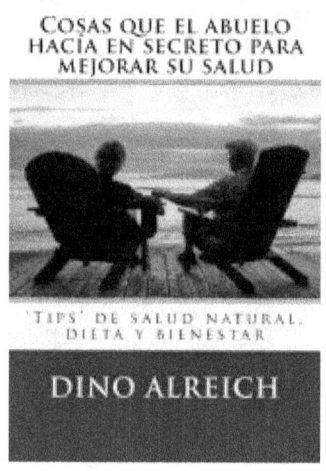

Este es la clase de libros que tiene el poder de hacer cambios positivos en los lectores. Está lleno de secretos tanto para la salud, así como para el alma. Un libro que no solo leerás, sino que compartirás con los amigos a quienes amas. Nunca nadie conoció los secretos del abuelo, hasta ahora... Nos revela los secretos para una longeva vida, paz interior, armonía con los semejantes, y nos brinda 'tips' para lograr la salud que todos buscamos. El abuelo y sus consejos te guiarán por un camino de bienestar que nunca imaginaste, el poder para cambiar tu vida.

EDIFICANDO MI CASA SOBRE LA ROCA –DINO ALREICH

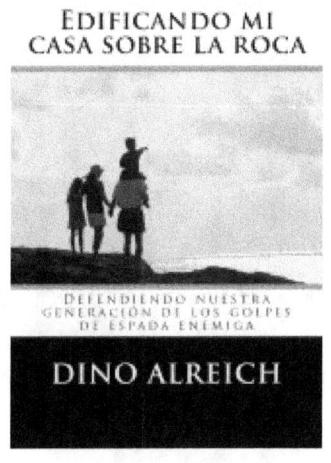

'Edificando mi casa sobre la roca: Defendiendo nuestra generación de los golpes de espada enemiga' es un libro cristocéntrico que tiene como meta afirmar los fundamentos de fe judeocristianos que nos han sido legados. Es una respuesta y afirmación de fe en respuesta a los vientos de oposición modernos que vienen a amenazar los valores, la ética, la moral y las sanas prácticas espirituales. Este libro nos invita a volver a los fundamentos cristianos y avivar nuestra fe en estos tiempos turbulentos. El libro nos hace un reto a ser gente separada para Dios por medio de una lectura llena de enseñanzas.

POR AMOR AL LLAMADO

–DINO ALREICH

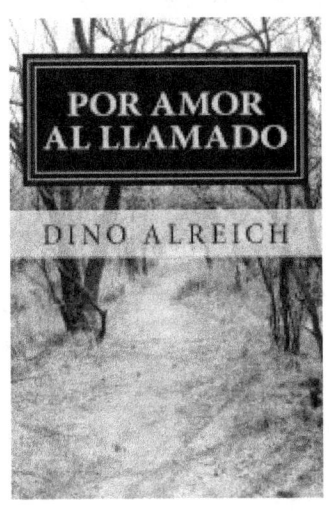

¿Cuál precio estás dispuesto a pagar por aquel que lo dio todo por ti en la cruz del Calvario? ¿Cuál es el costo de la fe para todo aquel que quiere ganar el cielo? ¿Qué ejemplo tenemos en la Sagrada Biblia de cristianos como usted y yo que lo dieron todo por Cristo y cuál fue su fuerza y fortaleza? ¿Qué Dios demanda de aquellos que le llaman Señor?

Este libro nos invita a un viaje muy interesante en el tiempo de la iglesia primitiva y nos muestra de forma elegante e impactante el encuentro y experiencia de los primeros cristianos con la persona sobrenatural del Espíritu Santo y como esto causó una revolución espiritual que ha perdurado por más de dos mil años. Se presentan evidencias de que el mismo poder está disponible hoy para todos aquellos que tienen fe en Dios. Una experiencia que cambiará por completo tu vida.

DESPUÉS DE DESHECHA MI PIEL (LÁGRIMAS DE UNA GUERRA ESPIRITUAL)

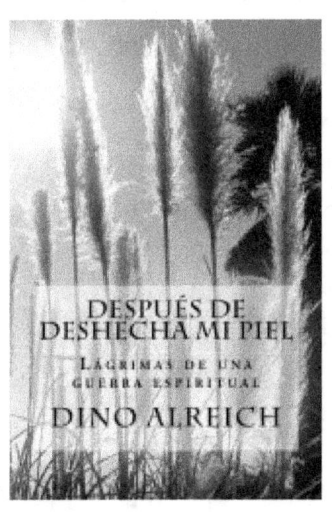

Lágrimas de una guerra espiritual / ¿Sientes que tu vida se encuentra sumergida en el pozo de la desesperación? ¿Piensas que los problemas de la vida son como un torbellino que vienen a derribar todo alrededor? Cuestionas constantemente a Dios sobre su presencia frente a las angustias y pruebas que se nos presentan en la vida. Esta es la historia de un hombre que en su carne pasó por el mismo infierno pero sin quemarse uno solo de sus cabellos. Esta historia verídica te brindará herramientas y fortaleza para ayudarte a cruzar a la otra orilla. Este libro está dedicado a toda persona que sufre por alguna razón. A aquella persona que se acaba de enterar que padece alguna enfermedad angustiosa y crónica. A aquellos padres y madres que sufren por sus hijos. A aquellos hijos que sufren por la ausencia de sus padres. A aquella mujer sola y desconsolada por la partida de su esposo o familiares. A aquel hombre abandonado junto con sus hijos. A aquel hombre de negocio que lo ha perdido todo y al parecer se quiebran sus sueños. A aquellos que buscando refugio en Dios han caído en las redes de inescrupulosos mercaderes de templos. A aquellos que viven en el triste exilio y no tienen amistades. A aquellos que padecen hambre y no encuentran amigos. A aquellos que piensan que no hay nada bueno reservado para ellos en esta tierra y piensan en partir y reducir sus días. A aquellos cristianos que por su fidelidad a Dios han sido perseguidos y afligidos por angustiadores. A aquellos jóvenes que han sido violados y disturbados en lo más profundo. A aquellos que derraman lágrimas en lo secreto. A aquel hombre o mujer que mora solitario sin ver una mano amiga. A aquellos que sienten que le faltan fuerzas para superar las dificultades de la vida. Recibe fuerzas, aliento y fe por medio de esta inspiradora lectura.

LLUVIA DE AMOR PARA EL ALMA SEDIENTA –DINO ALREICH

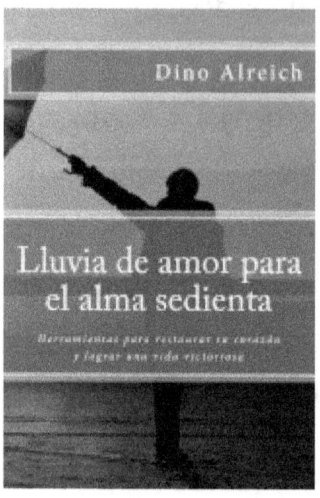

La única manera en la que el hombre podrá alcanzar todas sus metas sociales y espirituales es si descubre el secreto del amor de Dios y permite que sea expresado hacia sus semejantes. Este es un libro práctico que nos abre el corazón de Dios a la luz de la Sagrada Biblia en un estudio profundo y minucioso. De la misma forma expone el corazón humano bajo la lupa del Creador. Este libro es una herramienta cuyo propósito es transformar vidas por medio de la Palabra de Dios. El lector descubrirá los secretos de amar y el significado de una vida en libertad. Un libro para esta generación y para la venidera.

EL ÁNGEL, LA LUNA Y LA PALOMA – DINO ALREICH

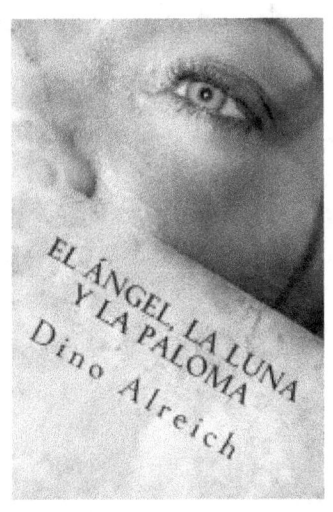

La más hermosa historia de amor jamás contada. Un amor que excede toda razón y pensamiento. Una odisea sin igual de una reina en búsqueda de su amado. De cómo venció todos los peligros del camino hasta llegar a él. Un camino que estuvo lleno de aventuras, milagros y secretos que hacen de esta historia una única y especial. Ella estuvo dispuesta a enfrentar a todos los enemigos del malvado rey León con tal de alcanzar a aquel a quien amaba su alma. Dios mismo simbolizado en el rey, y el lector siendo parte de la amada. Una historia que transmite el amor de Dios en cada página. Una historia trepidante que no te dejará indiferente. Basado en el Cantar de los Cantares del rey Salomón. Esta es la historia más sublime contada por un padre a sus hijos.

MAYAS: EL CICLO DESCONOCIDO – DINO ALREICH

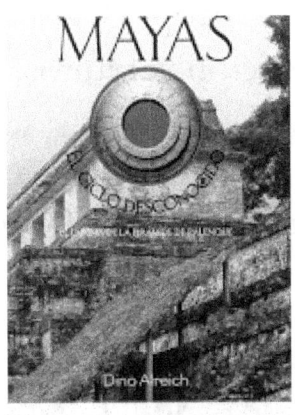

El libro explora de forma elegante el mundo arqueológico maya y nos adentra en el suspenso de las profecías apocalípticas. Basado en hechos reales y en una extensa documentación el autor recrea en la ficción la hipótesis de las predicciones mayas como eje de cambios planetarios venideros. Dos protagonistas desgranarán los misterios proféticos mayas: el Doctor Eugene Smith, un prestigioso arqueólogo y el fotógrafo Jacob Burke. Ambos coincidirán en un viaje desde Estados Unidos hacia México con el fin de explorar el mundo maya. Juntos encontrarán en Chiapas el Templo de las Inscripciones, el sarcófago del Gran Pakal e iniciarán un periplo insospechado pero revelador sobre tiempos futuros.

NAZIS: MÁS ALLÁ DEL 2012 –DINO ALREICH

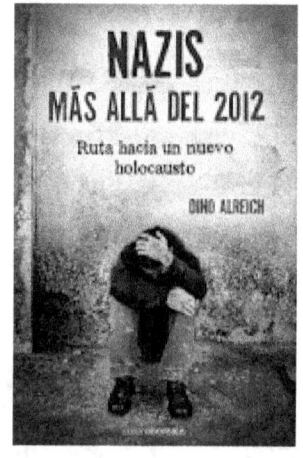

Los periodistas Daniel Godwin y Eli Salem reciben una enigmática llamada de Alexander Deike, un ex soldado de la Schutz-Staffel (SS) de Hitler. El misterioso anciano asegura tener un mensaje que el mundo debe conocer. Antes de desaparecer de forma misteriosa, Alexander Deike hace unas declaraciones donde revela los secretos más guardados de la potencia fascista cuya marioneta fueron los nazis. Alexander Deike identifica a las fuerzas y grupos de poder que actúan en la sombra manipulando a la sociedad y gobernando al mundo y cuyas raíces se pierden en el antiguo Egipto y en Babilonia. Estas revelaciones nos pone en alerta sobre lo que pudiera llegar a ser un nuevo holocausto. ¿Ficción o realidad? ¿Qué posible mensaje se encuentra codificado entre las páginas de este libro?

EL MISTERIO DEL REINO DE LOS CIELOS REVELADO (LAS PARÁBOLAS DE JESÚS EXPLICADAS) – TOMO I

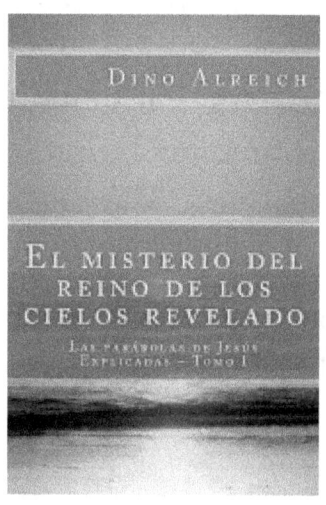

En este primer tomo, el autor aborda con maestría y profundidad temas teológicos o espirituales de las enseñanzas centrales y básicas de Jesucristo acerca del misterio del reino de los cielos. En este libro se nos presenta un cuadro práctico y ameno sobre los siguientes temas: *La parábola de los dos cimientos, La parábola del sembrador, La parábola del trigo y la cizaña, La*

parábola de la semilla de mostaza, La parábola del la levadura, La parábola del tesoro escondido, La parábola de la perla de gran precio, La parábola de la red, La parábola de los tesoros nuevos y viejos, La parábola de la oveja perdida, La parábola de los dos deudores, La parábola de los obreros de la viña, La parábola de los dos hijos... Este libro es el primero de una serie de estudios llenos de enseñanzas edificantes.

YO VI A DIOS ESCRIBIR EN EL CIELO UN ENIGMA SOBRE APOCALIPSIS

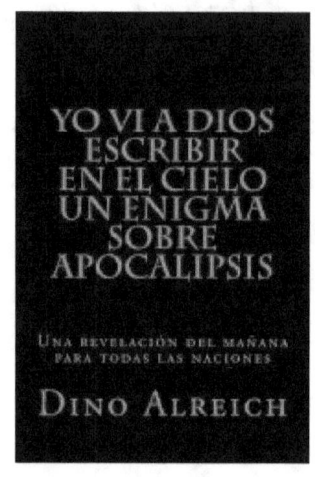

¿Existe la posibilidad de poder predecir con certeza y precisión lo que acontecerá el día de mañana? Este libro no solo lo confirma, sino que ilustra de forma minuciosa eventos trascendentales que han de tener lugar en el mundo en los tiempos que se aproximan. Cataclismos, terremotos, genocidio, fenómenos climatológicos, guerras, conspiraciones, reducción poblacional y hambre en toda la tierra; son solo algunos de los elementos que acompañan esta visión. Todo es parte de un panorama apocalíptico que fue revelado a un hombre hace más de dos mil años atrás. ¿Qué significado e implicaciones de impacto para nuestras vidas tiene el simbolismo apocalíptico de: los cuatro jinetes, las siete trompetas, las siete copas, los siete sellos, los diferentes ayes, y la intervención de los ángeles del juicio sobre el planeta tierra? ¿Estás preparado para afrontar el Apocalipsis? Este libro nos permite ponernos a prueba y descifrar cuan preparados o desprevenidos podemos estar en la hora más crucial del planeta tierra. Sin duda alguna, este libro es una herramienta para prepararnos para el tiempo que ya es inminente.

Para novedades, visita:

http://tumundodelibros.blogspot.com

www.ingramcontent.com/pod-product-compliance
Lightning Source LLC
Chambersburg PA
CBHW070757290526
45795CB00002B/584